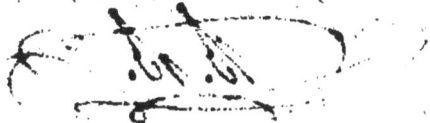

L'ART

DU LIQUORISTE,

SIMPLIFIÉ.

Le dépôt voulu par la loi ayant été effectué pour la conservation de ses droits, l'Editeur ne reconnaîtra que les exemplaires ainsi paraphés de sa main.

L'ART

DU LIQUORISTE,

SIMPLIFIÉ;

OU

Nouvelle Méthode

Pour obtenir sans distillation, par des procédés simples, économiques et prompts, les Eaux aromatiques, de rose, de fleur d'orange, etc., ainsi que toutes les Liqueurs de table, telles que Rhum, Absinthe, Kirchenwasser, Anisette, Crêmes de menthe, de fraises, etc., et les Alcoolats, dits Eaux de Cologne, de mélisse, etc.

OUVRAGE MIS A LA PORTÉE DE TOUT LE MONDE,

Et suivi d'une Notice sur un nouveau procédé pour la fabrication des Eaux de-vie de pomme de terre, avec augmentation d'un tiers dans les produits.

Par DEBRAINE HELFENBERGER,

FABRICANT DE PRODUITS CHIMIQUES, AUTEUR DU MANUEL DE L'ÉPICIER, ET DU MANUEL DU DISTILLATEUR.

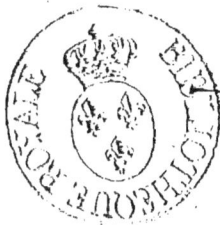

LILLE.

BRONNER-BAUWENS, LIBRAIRE.

RUE ESQUERMOISE, N.º 35.

1826.

INTRODUCTION.

LE célèbre Fourcroy a dit avec raison : « Je préfère un fait nouveau à la théorie la plus brillante. » Fort de l'opinion de cet habile chimiste, j'ose entrer dans la carrière pour y développer sinon un fait entièrement neuf, du moins des applications nouvelles aux arts du liquoriste, du parfumeur et du confiseur.

Si l'on ne trouve pas dans ma brochure l'élégance du style et toute l'érudition d'un savant qui sème des fleurs de rhétorique dans le sentier épineux de la science ; on ne me reprochera pas non plus de me traîner dans l'ornière de la routine et de ne présenter au public qu'une compilation enrichie d'un titre pompeux et de brillantes théories ; nous sommes trop encombrés d'ouvrages de ce genre, pour vouloir en augmenter le nombre, et donner à croire, si j'ose m'exprimer ainsi, que le génie des manufactures court les grands chemins pour dévoiler ses secrets à tout venant.

Le désir d'être utile aux personnes qui se livrent aux arts sur lesquels j'écris, a guidé ma plume ; si j'ai réussi à abréger ou à perfectionner leurs travaux, peu m'importe qu'un critique, à qui je suis peu empressé de plaire, censure mes phrases ; si j'ai été assez clair dans les exemples que je donne, assez exact dans les faits, si, en un mot, je suis parvenu à me faire comprendre du lecteur et à lui tracer une route nouvelle, j'ai rempli la tâche que je m'étais imposée.

Si l'art du distillateur d'eau-de-vie a fait des progrès rapides depuis peu d'années, il n'en est pas de même de l'art du distillateur-liquoriste : les savans qui ont enrichi le premier des fruits de leurs travaux, semblent avoir dédaigné le second, et si l'on a vu les Demachi, les Géofroi, les Déyeu; y consacrer quelques loisirs, la majeure partie de leurs mémoires sont épars dans des ouvrages scientifiques, que le liquoriste ne consultera peut-être jamais; ces fragmens seraient précieux pour un compilateur s'il savait où il faut les aller chercher; mais la plupart, aussi peu initiés dans leur profession que versés dans l'art dont ils prétendent tracer les règles et marquer les limites, ne se doutent pas que tous les arts se tiennent comme par la main, et qu'un traité de la fabrication de l'eau forte, par exemple, peut renfermer le germe d'une application heureuse à la confection des liqueurs; aussi se garderont-ils bien de consulter, pour leur ouvrage, un volume dont le titre ne leur paraît avoir aucun rapport avec leur sujet: Un traité de matière médicale, d'histoire naturelle paraissent inutiles au compilateur qui peut puiser dans la *Chimie du Goût et de l'Odorat*, de Bouillon la Grange (1), comme dans les traités de distillation de Déjean, de Dubuisson etc. Que lui importent les progrès de la science et les découvertes de nos savans modernes: il a fait un volume!

D'après ces réflexions trop véridiques, faut-il s'étonner si les arts du distillateur-liquoriste, du parfumeur et du confiseur, arts si importans sous les rapports du commerce et des jouissances qu'ils nous procurent, n'ont pas fait tous les progrès qu'ils auraient dû faire? non, et j'ose prédire qu'ils resteront stationnaires jusqu'à l'époque où nos savans voudront bien y porter le flambeau d'une sage investigation et faire justice d'une foule de mauvaises compilations, résultats de spéculations mercantiles dont les auteurs n'ont jamais connu de la science que le nom.

Quoi! l'art du distillateur compte des siècles d'existence, et le liquoriste et le parfumeur désirent encore un alambic bien

---

(1) La *Chimie du Goût et de l'Odorat*, de Bouillon Lagrange, Professeur au collège de Pharmacie de Paris, renferme d'excellens principes, mais elle n'est plus au niveau de la science; l'auteur était jeune, lorsqu'il la fit paraître, et loin de la réputation méritée qu'il s'est acquise depuis. On a fait des éditions nouvelles de cet ouvrage sans rien y changer, et le Professeur paraît y attacher si peu d'importance, qu'il n'y a pas même mis son nom.

approprié à leurs opérations : l'un emploie du calorique en pure perte , la distillation en est lente et imparfaite , l'autre communique aux produits un goût désagréable qui provient de la décomposition des substances soumises à la distillation , par l'action immédiate du feu , ou souvent encore la liqueur nouvelle contracte le goût de la distillation précédente , faute d'avoir pu nettoyer parfaitement le serpentin condensateur; c'est ainsi qu'il serait impossible de distiller de suite de l'eau de roses dans un de ces alambics qui auraient servi à distiller du raifort (1).

A tous ces désagrémens qu'éprouve le liquoriste privé d'ustensiles convenables à ses opérations, j'ajouterai qu'il est souvent embarrassé pour fixer dans ses liqueurs le principe aromatique de tel fruit et de telle plante , dont le parfum s'échappe à la distillation et dont la chaleur détruit l'arôme ; ce fait est tellement connu des provençaux , qu'ils n'emploient pas la distillation pour recueillir le principe odorant du jasmin , de la tubéreuse , de la jonquille etc. ; ils se servent de l'huile comme intermédiaire, mais ce procédé a des inconvéniens que je signalerai lorsque j'aurai occasion de le décrire.

Chacun sait aussi qu'il existe une très-grande différence entre les essences de citron , de bergamotte , de cédrat etc. , obtenues par expression , et celles qui sont le produit de la distillation ; ces dernières sont de beaucoup inférieures aux autres en qualités.

Si donc la distillation, telle qu'elle est pratiquée aujourd'hui, détruit une partie du principe aromatique , ou lui fait éprouver des modifications désavantageuses , ne conviendrait-il pas d'employer autant que possible des procédés qui, plus simples dans leur exécution, seraient aussi plus constans dans leurs effets ; ces questions que j'ai essayé de résoudre dans mon Manuel du Distillateur (2) en proposant d'opérer la distillation des liqueurs dans le vide , pour éviter l'action nuisible du feu sur les plantes

(1) L'Auteur de cette brochure a perfectionné, par un nouveau modèle, qui se prête au nettoyage, le serpentin employé jusqu'ici pour la distillation.

(2) Volume in-18 imprimé à Paris et qui se trouve aux mêmes adresses que cette brochure.

qui y sont soumises , m'ont continuellement occupé ; depuis ; j'ai senti que ce mode de distillation supérieur à celui dont on fait généralement usage , ne serait cependant pas adopté par les liquoristes , parce qu'il demande des soins particuliers et qu'il est peu praticable en grand ; j'ai donc dirigé mes efforts vers d'autres moyens et je crois être parvenu à des résultats qui offriront de grands avantages aux personnes qui s'occupent de la confection des liqueurs.

1.º L'emploi des essences pour ce genre de fabrication , leur épargnera la nécessité de conserver dans un grenier , des plantes , des écorces, des racines , des graines , qui souvent , malgré de grandes précautions , se détériorent , perdent leur parfum ou contractent un goût désagréable qui se communique aux liqueurs. C'est ainsi que beaucoup de genièvres sont détestables au goût, parce qu'on y a employé des graines avariées : j'ai également goûté du curaçao, où le goût de moisi se faisait sentir d'une manière très-prononcée et même insupportable, parce que les écorces d'orangers dont on s'était servi n'étaient pas bien conservées (1).

2.º La facilité de fabriquer les liqueurs à froid et par simple filtration réunit le double avantage de ne pas leur communiquer le goût de brûlé qu'on leur reproche généralement, et d'obtenir beaucoup en peu de temps, comme la plus petite quantité possible ; ce qui ne peut avoir lieu par la distillation, où l'on doit toujours consulter la capacité de l'alambic ; ajoutez qu'elle demande un emplacement favorable, une grande main d'œuvre, une surveillance continuelle, de l'eau à proximité pour condenser les vapeurs, tandis que le procédé de filtration n'exige rien de tout cela et laisse au contraire la facilité de fabriquer partout, sans exiger nulle part de grandes dépenses.

3.º Si la distillation ne peut être employée pour recueillir le

(1) Les essences au contraire se conservent des années sans se détériorer, elles tiennent peu de place dans un magasin, on les trouve dans le commerce en toute saison et en quantités relatives aux besoins ; en outre leur usage, comme nous le prouverons par la suite, réunit trois avantages précieux : économie dans la dépense, célérité dans l'opération et amélioration dans les produits.

parfum de quelques plantes et de quelques fruits ainsi que nous l'avons déjà dit et que nous le prouverons par la suite, nos procédés lui sont ici supérieurs car le parfum le plus subtil ne peut échapper à notre opération qui, outre qu'elle s'en empare entièrement, ne lui fait éprouver aucune modification.

4.° Beaucoup de liqueurs obtenues par la distillation ont encore besoin d'être filtrées, si après cette première opération on y ajoute du sucre, ce qui occasione une double main d'œuvre, encore est-il souvent difficile de les obtenir limpides, attendu qu'elles contiennent beaucoup de matières extractives qui sont passées dans le récipient et restent en suspension dans la liqueur (1) : par notre procédé au contraire elles sont immédia-tement d'une limpidité parfaite.

5.° Nos liqueurs, même à faible degré, ne laissent point séparer les essences, comme cela arrive dans les anis communs distillés, qui deviennent nébuleux dans l'hiver, et par conséquent d'un aspect désagréable : elles seront limpides en toute saison.

Sans nous arrêter plus long-temps aux avantages que possède éminemment notre procédé sur celui de la distillation, avantages que le liquoriste aura occasion d'apprécier par les developpe-mens que nous lui donnerons, nous allons répondre à quelques objections qu'on ne manquerait pas de nous faire.

On nous fera d'abord observer avec raison, que pour obtenir des essences, il faut avoir recours à la distillation des plantes, des racines, des graines, des baumes etc. Nous ne pouvons contester cette vérité et nous ne prétendons pas présenter notre procédé comme susceptible d'y suppléer ; mais nous répondrons que ces distillations s'opèrent alors en grand et sont dirigées par *des personnes très-expérimentées dans ce genre de travail ; que* bien que les appareils soient imparfaits, ces imperfections sont

---

(1) Nous avons un exemple de la présence des matières extractives dans les liqueurs distillées, en examinant l'Eau de fleur d'orange obtenue par ce moyen, elle est toujours louche, mucilagineuse et laisse même souvent déposer une partie des débris du végétal.

moins sensibles dans une opération en grand, que pour une petite; que les produits obtenus sont simples (1), non consommés pour boissons, tels qu'ils sont livrés au commerce, mais employés en petite quantité pour obtenir différentes compositions: il n'en est pas de même d'une liqueur qui sera bue telle qu'elle a été préparée.

Dans la fabrication des essences, le distillateur n'est pas l'esclave d'une recette qui, plus ou moins bien suivie, fera manquer, ou réussir son opération; le liquoriste au contraire craint de s'écarter de la sienne et malgré ses précautions, le degré de chaleur, plus ou moins fort, la condensation des vapeurs plus ou moins bien opérée, la plus ou moins bonne qualité d'une ou de plusieurs des substances qu'il emploie, des plantes recueillies dans une saison plus ou moins humide ou dans un terrain plus ou moins sec, tout concourt à faire varier ses produits; les eaux aromatiques peuvent aussi avoir un goût empyreumatique lorsqu'elles sont obtenues par la distillation, tandis que les essences ne le contractent jamais.

Il ne serait donc pas juste d'assimiler l'art du liquoriste à celui qui a pour but d'obtenir des huiles essentielles.

Maintenant, que nous avons prévu les principales objections qui pouvaient nous être présentées, et que nous croyons avoir suffisamment prouvé de quelle importance doit être un mode de fabrication de liqueurs sans distillation, nous allons entrer en matière.

---

(1) Nous disons que les produits sont simples, pour faire observer ici au liquoriste, qu'il y a une grande différence entre ses opérations et celles du distillateur, dont le but est d'obtenir des huiles essentielles; ce dernier peut, par une longue expérience, connaître l'effet produit, par la plus ou moins forte intensité du calorique, sur telle ou telle opération; car il agit toujours sur une seule substance, tandis que le liquoriste distille des mélanges; alors il arrive quelquefois que le degré de chaleur indispensable pour obtenir tout le parfum d'un des composés, peut être nuisible à l'autre ou y apporter des modifications qu'il serait important de connaître, mais dont il est souvent impossible de se rendre compte.

L'ART

DU LIQUORISTE, SIMPLIFIÉ.

DES EAUX AROMATIQUES EN GÉNÉRAL.

ON appelle eaux aromatiques, le produit de la distillation des plantes, des écorces, des racines, des graines
etc., obtenu en employant l'eau comme menstrue ;
c'est ainsi qu'on obtient de l'eau aromatique de
fleurs d'orangers en distillant une certaine quantité
de fleurs, 10 livres, par exemple, avec 15 litres d'eau,
pour recueillir 10 litres de produits. La distillation
se fait à feu nu, c'est-à-dire en mettant immédia-
tement le vase distillatoire sur le feu.

Les personnes instruites dans cet art, placent un
petit grillage dans la cucurbite, pour empêcher les
fleurs de s'attacher à ses parois et de s'y brûler, cette
méthode très-bonne devrait être généralement pratiquée, il est même important que le grillage soit
placé comme un double vase qui entrerait dans un
grand, et non pas disposé de façon à recouvrir le
fond seul de la cucurbite, ainsi que certains distillateurs le pratiquent ; car le feu dont l'action se porte
à la circonférence du vase aussi bien que sur son
fond, brûlerait les fleurs qui s'y attachent au fur et
à mesure que l'eau s'évapore pour se rendre dans
le récipient ; avec ces précautions l'eau aromatique
obtenue n'a pas le goût de brûlé, désigné par les
distillateurs sous le nom d'empyreumatique, mais
elle aura toujours un inconvénient inséparable de
la distillation : elle contiendra des principes extractifs

des débris du végétal, qui concourront à sa destruction (1), cette eau, d'abord un peu nébuleuse, se troublera davantage, deviendra laiteuse, puis acide ; elle laissera déposer une partie de la matière extractive qui était tenue en suspension, puis un sédiment d'un jaune roux qui s'attachera sur les parois du vase (sédiment qui paraît être de l'huile essentielle résinifiée) ; enfin elle se gâtera totalement.

Maintenant nous demanderons si dans leur intérêt, le liquoriste et le parfumeur doivent faire une ample provision d'eau de fleur d'orange? Non, car ils craindront de la perdre si elle n'est employée en temps utile ; mais si d'autre part ils n'en font pas assez, il faudra donc qu'ils en achètent dans le commerce, elle ne sera plus aussi bonne que celle qu'ils ont fabriquée eux-mêmes; car, outre que les Eaux de fleur d'orange, de Grasse, de Nismes, etc., ne sont jamais de première qualité, elles ont aussi été fabriquées dans la saison et sont déjà anciennes.

A la vérité M. Décroizille, à qui les Arts sont redevables de beaucoup de procédés et d'instrumens utiles, a rendu un grand service aux distillateurs, en indiquant un moyen de conserver les fleurs pour les distiller au besoin.

Il consiste à les couvrir de sel, c'est-à-dire que l'on met une couche de fleurs et une couche de sel alternativement, ainsi que le savant Rouelle l'avait déjà recommandé, ensuite on ferme hermétiquement le vase qui contient les fleurs salées (2); ce que nous disons ici est applicable à toutes les fleurs.

_____

(1) Pour prouver que les débris des végétaux concourent à la destruction des eaux aromatiques et y développent un acide, qui paraît être l'acide acétique, il me suffira de citer l'expérience du chimiste Fabroni qui a converti de l'alcool faible en vinaigre par la seule addition de feuilles de roses.

Voyez Fabroni : Art de faire le Vin, ouvrage qui a été couronné par l'Académie de Florence.

(2) Si ces deux savans chimistes recommandent de conserver ainsi les fleurs, pour les distiller au besoin, ils reconnaissent donc comme moi, qu'il n'est pas convenable d'en distiller une grande quantité à la fois, parce que les eaux aromatiques confectionnées par le procédé ordinaire se détériorent facilement.

Cette méthode, qui paraît remédier à tout, ne dispense pas de la mise de fonds pour l'acquisition d'une grande quantité de fleurs dans la saison; elle nécessite du sel qui est en pure perte, et exige la distillation, tandis qu'en employant l'essence on obtient à l'instant une eau aromatique autant chargée qu'on le désire, et en aussi petite quantité qu'on peut en avoir besoin : avantages précieux qui ont été sentis il y a long-temps par des chimistes célèbres, au nombre desquels je citerai Lemery. Si les recherches de ce savant n'ont pas eu pour but de trouver un procédé à l'aide duquel on pût fabriquer les eaux aromatiques avec les essences pour les besoins du commerce dont il s'occupait peu, il n'en est pas moins constant qu'il a désiré que ce mode d'opérer fût introduit dans l'art pharmaceutique, dont on peut dire avec vérité qu'il fut un des fondateurs et un des professeurs les plus distingués.

Nous le voyons employer le sucre pour rendre les essences solubles dans l'eau, et préférer cette préparation aux eaux aromatiques distillées, comme plus énergique et plus constante dans ses effets.

Un de nos chimistes modernes, ayant reconnu que les essences étaient, par leur nature, solubles dans l'Eau en très-petites quantités, n'a pas hésité à dire que si on pouvait parvenir à dissoudre ces essences en plus grandes proportions, on rendrait un grand service aux arts du parfumeur, du confiseur, du distillateur, etc.

Ce procédé tant désiré est enfin trouvé d'une manière assez avantageuse pour être appliqué aux arts : Le *sous-carbonate de Magnésie* dont nous indiquons l'usage pour cette opération, ne laisse rien à désirer, ainsi qu'on s'en convaincra par les exemples que nous donnerons plus loin pour la confection des eaux aromatiques et des liqueurs, sans distillation.

J'entends déjà quelques personnes me dire que l'essence de Néroli, même de bonne qualité, diffère pour l'odeur de l'Eau de fleur d'orange. Je le sais; (1) mais cette différence est si peu sensible, que la majeure partie des distillateurs de Paris y ont été trompés; au surplus, si l'odorat n'y trouve pas une ressemblance parfaite, le goût ne peut y faire aucune distinction, et c'est là l'important.

Comme la majeure partie des Eaux de fleur d'orange sont employées pour la confection des liqueurs ou des sirops, le distillateur-liquoriste et le confiseur doivent donner la préférence à ce procédé qui est à leur disposition, à l'instant même du besoin, pour telle quantité qu'ils jugent convenable, sans apprêt particulier et d'un prix inférieur.

Il me serait facile de donner la preuve de ce que j'avance, en disant que l'Eau de fleur d'orange faite par filtration, est bonne pour la confection des liqueurs.

Les premières maisons de la capitale en ont fait usage sans le savoir; car j'ai vendu de ces eaux à différens distillateurs, par portion de 50 à 60 estagnons, de la contenance de 25 litres chacun, ils les ont achetés comme venant de Grasse.

---

(1) Tous les chimistes reconnaissent que les plantes, les graines, les baumes etc, doivent leur odeur aux huiles essentielles qui y sont contenues, et que cette odeur est plus ou moins prononcée relativement à la quantité qu'on en peut obtenir; toutes les huiles essentielles doivent donc avoir la même odeur que la substance de laquelle on les a séparées, et il en serait ainsi, si l'action du calorique employé pour les obtenir, ne faisait éprouver des modifications aux produits; prenons pour preuve l'essence de citron distillée et celle obtenue par expression: cette dernière a l'odeur du fruit, l'autre en diffère par quelques nuances.

Dans la distillation de la fleur d'orange, l'essence qui en provient conserve l'odeur de la fleur, mais l'eau aromatique a contracté une odeur herbacée et de cuisson, qui mariée à l'odeur primitive, produit un parfum particulier; on ne peut attribuer cette différence qu'à la décomposition par le calorique d'un principe encore inconnu dans la fleur; ce qui me semble consolider mon opinion, c'est que l'eau de fleur d'orange obtenue avec des fleurs salées est plus suave, et se rapproche davantage de l'odeur de la fleur, que l'eau distillée avec des fleurs fraîches.

Au surplus, la chimie végétale n'a pas encore assez fait de progrès pour expliquer toutes ces anomalies; on en est encore réduit aux conjectures.

Nous ferons observer aussi que si l'essence de Néroli diffère un peu, par l'odeur, de l'Eau de fleur d'orange distillée, c'est une particularité qu'on ne rencontre pas dans les autres essences; car l'Eau de rose faite par filtration, ressemble à celle qui est le produit de la distillation, elle est même plus suave, ne se détériore pas aussi promptement, et ne coûte que le tiers de l'autre.

Comme nous ne voulons rien laisser à désirer sur cette partie, après avoir donné le moyen de fabriquer l'Eau de fleur d'orange avec l'essence, nous décrirons aussi un procédé pour l'obtenir avec les fleurs, sans distiller; alors elle sera semblable à celle obtenue par la méthode de M.ʳ Décroizille, sans en avoir les inconvéniens; de plus on aura la facilité d'en préparer en telle quantité que l'on voudra.

EAU DE FLEUR D'ORANGE A L'ESSENCE POUR 25 LITRES.

Prenez Essence de Néroli, bonne qualité, ⎱
Sous-carbonate de Magnésie, ⎰ de chacun 1 once.

Eau douce. . . . . 25 litres.

Versez peu à peu l'essence sur la magnésie que vous aurez mise dans un vase bien propre, lorsque vous aurez bien mélangé ces deux substances, vous ajouterez un peu d'eau que vous verserez graduellement en mêlant bien pour former du tout une bouillie claire, après quoi vous jetterez le mélange dans vingt-cinq litres d'eau propre et douce, c'est-à-dire buvable; lorsque vous aurez remué la masse, vous laisserez reposer, et lorsque le liquide sera clair, vous décanterez au siphon; si vous êtes pressé ou que vous agissiez sur une petite quantité, vous filtrerez.

Cette Eau de fleur d'orange qui, comme nous l'avons dit, diffère peu, par l'odeur, de celle obtenue par la distillation, et lui est absolument semblable pour le goût, jouit au plus haut degré des propriétés calmantes et anti-spasmodiques.

J'ai acquis la preuve de ce que j'avance par diverses expériences; si mon témoignage était suspect, je m'appuierais d'une autorité que personne n'oserait réfuter, en citant le célèbre Lemery, qui dans sa *Pharmacopée* et dans son *Dictionnaire des Drogues*, recommande comme potion anodine et anti-spasmodique, l'essence de Néroli avec du sucre candi en poudre. Cet *oleo-saccharum* fait aussi une excellente Eau de fleur d'orange, lorsqu'il est mis dans l'eau, mais on conçoit qu'il ne serait pas possible d'employer ce moyen pour faire des eaux aromatiques à froid, parce que le sucre fermenterait et ne tarderait pas à convertir l'eau en vinaigre, tandis que le *sous-carbonate de Magnésie* n'a pas cet inconvénient.

Il résulte donc de ce que nous avons dit plus haut, que non seulement l'Eau de fleur d'orange, faite avec l'essence, est propre à la confection des liqueurs, mais encore aux usages pharmaceutiques (1).

_____

(1) Il ne faut pas s'étonner si les eaux aromatiques confectionnées avec les essences; jouissent des mêmes propriétés que celles obtenues par la distillation, car il est réel que ces dernières ne doivent les leurs qu'à une certaine quantité d'huile essentielle qui y est en dissolution. Voici comment j'établis ma preuve :

1.° Si l'on instille quelques gouttes de muriate d'or, dans une eau aromatique distillée, l'or est à l'instant précipité de sa dissolution et revivifié; indice certain de la présence d'une huile essentielle dans le liquide.

2.° Si l'on ajoute une certaine quantité d'huile grasse à une quantité donnée d'eau aromatique distillée, que l'on agite fortement le mélange, l'huile grasse, par sa grande affinité avec l'huile essentielle, l'enlèvera à l'eau qui restera privée d'odeur; maintenant pour s'assurer que l'huile grasse s'est véritablement emparée de l'huile essentielle qui était en dissolution dans l'eau aromatique, on agitera

EAU DE ROSES A L'ESSENCE.

Essence de roses, bonne qualité. . . . . 1 gros.
Sous-carbonate de Magnésie. . . . . 3 gros.
Eau. . . . . 25 litres.

L'essence de roses étant cristallisée, même à une température un peu élevée, il était difficile de la rendre soluble dans l'eau, qui, par sa fraîcheur, la restituerait de suite à l'état de cristallisation; mais on y parvient en augmentant la dose de sous-carbonate de Magnésie, et en la divisant le plus possible dans cette terre absorbante, où l'on ajoute de l'eau pour le mélange, avec beaucoup de précaution.

On agit du reste comme pour l'Eau de fleur d'orange.

Nous donnons ici ces deux recettes dont l'exemple doit suffire pour fabriquer les Eaux de menthe, d'anis, d'absinthe, de lavande, de mélisse etc., en observant que les essences qui, comme celles de roses, sont cristallisées, demandent trois fois leur poids de sous-carbonate de Magnésie, comme nous venons de le dire, et les autres en poids égal.

---

cette huile grasse avec de l'alcool à 33 degrés, celui-ci ayant plus d'affinité que l'huile grasse pour l'huile essentielle s'en chargera; l'huile grasse, d'odorante qu'elle était, deviendra inodore, et comme elle n'est pas soluble dans l'alcool, il sera facile de la séparer; tandis que l'huile essentielle restera en dissolution. Si l'on désirait ensuite connaître la quantité d'huile essentielle contenue dans l'alcool, il suffirait de l'étendre de beaucoup d'eau, alors l'alcool ayant perdu sa force dissolvante, l'huile essentielle, mise en liberté, nagerait à la surface du liquide.

Tous ces phénomènes ont lieu également avec l'eau aromatique, faite par filtration; il faut donc convenir d'après cette analyse, que les eaux aromatiques confectionnées avec les essences, doivent avoir les mêmes propriétés que celles obtenues par distillation,

Les quantités d'essences pour faire 25 litres d'eau aromatique sont variables, ainsi que nos deux exemples le prouvent; mais comme ces essences deviennent solubles en toutes proportions dans l'eau, le distillateur les fabriquera fortes ou faibles à sa volonté.

Nous avons choisi l'Eau de fleur d'orange et l'Eau de roses pour modèles, et indiqué les proportions que nous employons généralement (sauf quelque légère augmentation si l'on croyait l'essence trop faible), parce que ces deux eaux aromatiques se livrent au commerce; tandis que les autres ne sont ordinairement fabriquées que par les personnes qui les emploient.

EAU DE FLEUR D'ORANGE AVEC LES FLEURS, SANS DISTILLER.

Ce procédé, qui n'est pas à beaucoup près, aussi économique que le premier, est cependant plus avantageux que celui de M. Décroizille : on peut sous un très-petit volume conserver une grande quantité de principe aromatique et ne l'employer qu'au besoin; ainsi, la personne qui n'aura pas d'alambic ne sera pas privée d'avoir de l'eau de fleur d'orange (ou autre) de première qualité; de plus elle l'obtiendra à très-bon compte.

L'opération est aussi simple que facile à exécuter: elle consiste à broyer les fleurs bien mondées avec du sous-carbonate de Magnésie en excès (1); ce

---

(1) Nous recommandons le sous-carbonate de Magnésie *en excès*, c'est-à-dire d'en ajouter autant qu'il en faudra pour absorber l'eau de végétation, et l'huile essentielle de la fleur sur laquelle on opère: il nous serait impossible de préciser la dose, car les fleurs ne contiennent pas toutes la même quantité d'eau de végétation.

sous-carbonate s'empare de l'eau de végétation et du principe aromatique des fleurs; comme il est en excès et très-absorbant, il reste sec; on le passe à travers un gros tamis pour séparer le parenchyme des fleurs, et on conserve la poudre odorante dans un flacon bien bouché: lorsqu'on veut faire de l'eau de fleur d'orange, on prend une quantité proportionnée de poudre odorante à la quantité d'eau qu'on veut confectionner, et on agit comme ci-dessus.

Le sous-carbonate de Magnésie étant encore d'un prix assez élevé pour qu'on s'occupe de sa conservation, il suffira de le bien laver à l'eau fraîche, après s'en être servi, de le faire sécher, et enfin, de le soumettre à l'action du feu sur une pelle, ou mieux, dans un creuset; alors il peut être employé de nouveau, le déchet est si peu considérable qu'il ne vaut pas la peine d'être compté.

Après avoir démontré la fabrication des Eaux aromatiques sans distillation, nous allons traiter de l'application de ce procédé à la confection des liqueurs.

LIQUEURS SANS DISTILLATION.

Afin de démontrer jusqu'à l'évidence qu'ayant des Eaux aromatiques à notre disposition, du sirop clarifié et de l'alcool, nous obtiendrons des liqueurs à volonté, donnons pour exemple, l'anisette dite de Bordeaux.

ANISETTE DE BORDEAUX.

Eau d'Anis très-chargée. . . . . 1 litre.

Alcool à 33 degrés. . . . . 1 litre.

Sirop de sucre clarifié, quantité suffisante (1).

On conçoit qu'en suivant ce procédé, le liquoriste est toujours le maître de saisir par la dégustation le point qui lui convient en aromate, en sucre, et en alcool, car si la liqueur n'est pas assez aromatisée, il ajoute un peu d'eau aromatique : si elle l'est trop, il emploie l'eau pure et l'alcool; pour le sucre, il peut se guider facilement en ajoutant le sirop au fur et à mesure.

Par la distillation, le liquoriste agit sur une recette donnée, et si les matières ne sont pas toujours de même qualité, il peut n'obtenir qu'un résultat défectueux.

On dira peut-être que ma méthode exige des tâtonnemens, je répondrai que non, car l'essai fait sur chaque essence, le liquoriste écrira la recette qui met à point la liqueur qu'il fabrique, et il n'aura que de très-légers changemens à y apporter, lors qu'il emploiera de l'essence nouvelle.

Pour preuve de ce que j'avance, je donne ici ma recette d'Absinthe dite suisse, recette selon laquelle j'ai beaucoup fabriqué depuis plusieurs années, sans y apporter de changemens, et qui m'a toujours donné un produit que je pouvais mettre en comparaison avec ce que le commerce possède de meilleur.

---

(1) Il est sous-entendu que la dose de sucre ou de sirop, resté subordonnée au goût du manipulateur.

EXTRAIT D'ABSINTHE SUISSE POUR 25 LITRES.

Alcool à 20 degrés (1). . . . . 25 litres.

Essence { d'Absinthe. . . . . 3 gros.
{ d'Anis. . . . . 1 gros 1/2.
{ de dictame de Crète. . . . . . . 18 grains.

Quelques personnes préfèrent au Dictame le *Calamus aromaticus*. Il s'emploie dans les mêmes proportions.

Mélangez les essences séparément avec les proportions de sous-carbonate de Magnésie, indiquées pour les Eaux aromatiques; faites une légère bouillie de chacune avec de l'eau, mettez le tout dans l'alcool, agitez et filtrez; cette absinthe à 20 degrés ne doit coûter que 75 centimes le litre, l'esprit 33 degrés, calculé à 8 francs la velte (7 litres 1/2), comme il l'est aujourd'hui (2).

_____

(1) L'alcool (esprit de vin), se trouve communément dans le commerce, au titre de 33 degrés et j'ai donné (*Manuel du Distillateur,* déjà cité), des tables de réduction pour tous les titres; mais afin de faciliter cette opération, d'ailleurs très-simple, même aux personnes qui s'y croiraient le moins versées, je prendrai pour exemple le titre indiqué dans ma recette d'absinthe, comme aussi celui qu'emploient le plus communément les Liquoristes, et je dirai qu'en ajoutant un demi-litre d'eau à quantité égale d'alcool à 33 degrés, on en obtiendra un litre à 18 degrés environ; et qu'un tiers de litre d'eau mêlé avec deux tiers de litre d'alcool, produiront le litre voulu à 20 degrés.

(2) Si les recettes formulées dans cette brochure sont assez ordinairement établies sur des bases familières au commerce, on doit sentir qu'il est facile d'en réduire les proportions pour les besoins du consommateur, curieux de les exécuter chez lui; toutefois, on admettra ici le cas où il ne s'agirait que d'un litre, au lieu de 25, pour l'Extrait d'Absinthe suisse; et voici comment il y faudrait procéder.

Alcool à 33 degrés, 2/3 de litre. . . . . } formant 1 litre
Eau. . . . . . . 1/3 d.o . . . . } d'alcool à 20 degrés.

Essences { d'Absinthe. . . . . 9 grains.
{ d'Anis. . . . . 4 d.o
{ de Dictame de Crète ou *Calamus aromaticus.* . . 2 gouttes.

COULEUR DE L'ABSINTHE.

Beaucoup de liquoristes font un secret de leur couleur d'absinthe, les uns emploient des épinards, d'autres des jus d'herbes; mais celle qui me paraît mériter la préférence, résulte de la combinaison du sulfate d'indigo avec la teinture de safran; ce mélange du bleu et du jaune forme un vert fort beau que l'on peut varier de nuance à volonté.

Pour faire le sulfate d'indigo, prenez :

Indigo, belle qualité et pulvérisé, ... 1 once.
Acide sulfurique du commerce. . . . . 6 onces.

On met l'indigo dans un vase de verre que l'on place sur le feu au bain marie, avec deux onces environ de l'acide sulfurique, on porte le bain marie à l'ébullition, on agite l'indigo dans l'acide avec une baguette de verre, puis on ajoute peu à peu le surplus de l'acide; lorsque l'indigo est dissous, on retire du feu et on verse cette dissolution dans un litre d'eau; d'autre part, on prend de la craie en poudre fine , que l'on jette par petite portion dans la liqueur bleue, cette craie s'empare de l'acide sulfurique, et fait effervescence, on agite toujours avec la baguette de verre pour multiplier les points de contact entre l'acide et la craie dont on cesse d'ajouter lorsque l'effervescence n'a plus lieu, signe certain que l'acide est saturé : alors on laisse reposer, on décante, on lave le dépôt avec de l'eau , on réunit cette eau de lavage à la liqueur décantée.

Le dépôt est un sulfate de chaux (plâtre artificiel) résultat de la combinaison de l'acide employé pour dissoudre l'indigo avec la craie ajoutée pour le saturer et non pas l'indigo pur, comme le dit M.

Lebeaud, dans son *Manuel du Distillateur*, publié cette année, dans la collection encyclopédique du Libraire Roret.

Sans doute, en copiant des recettes, M.ʳ Lebeaud aura été distrait, et comme il est probable qu'il n'a jamais eu occasion de faire du bleu en liqueur, il a fait imprimer bénévolement que l'addition de la craie précipite l'indigo de sa dissolution, aussi recommande-t-il de recueillir le précipité avec soin; il sera bien étonné ce bon Monsieur Lebeaud, s'il fabrique un jour du bleu, de ne trouver dans ce dépôt qu'il croit précieux, que du plâtre au lieu d'indigo pur. Si l'ouvrage de M.ʳ Lebeaud renferme beaucoup de théories de cette force, et des recettes aussi bien raisonnées, il ne fera pas faire à la science de grands progrès (1).

RHUM, DIT DE LA JAMAIQUE.

Je suis parvenu aussi à faire du rhum d'une bonne qualité sans distillation, en employant l'alcool de fécule bien purifié.

---

(1) Dans ce même Ouvrage, page 228, à l'article *Clarification des Liqueurs*, on voit que M.ʳ Lebeaud, peu versé dans l'art du Liquoriste, est en contradiction avec lui-même sur un point très-important. Il dit d'abord qu'il faut dépouiller de suite les liqueurs du corps qu'il nomme, je ne sais pourquoi, *muqueux sucré*, parce que ce corps leur donne non-seulement un aspect louche qui déplaît à l'œil, mais encore qu'il tend à les détériorer; puis, quelques lignes plus bas, il regarde comme très-avantageux de laisser les liqueurs se clarifier par le repos ou par la fermentation intestine qui userait petit à petit le corps *muqueux sucré* qui nuit à leur transparence, et il cite pour exemple, que les liqueurs préparées par fermentation, se clarifient d'elles-mêmes, sans faire attention à la différence qui existe entre une liqueur fermentée et celle qui est le résultat d'un mélange d'alcool d'aromates et de sirop clarifié. Son erreur provient de ce qu'il a voulu joindre un article puisé dans l'Art de faire le Vin, par Chaptal, à un autre article compilé dans un Traité de Distillation, afin de former du tout son paragraphe, *clarification des liqueurs*. Pour tailler en plein drap, il faut au moins savoir conduire les ciseaux.

Je transcris ici ma recette, parce que jusqu'à présent, on n'a pu obtenir cette liqueur que par la distillation des mélasses; que d'ailleurs on n'a pas encore indiqué les moyens d'imprimer à l'alcool tout fabriqué, le goût du rhum, par la distillation.

RHUM POUR 25 LITRES.

Alcool à 33 degrés.................... 19 litres.

Poussière de mottes.................. 1 kilogramme.

Essence de gérofle................... 1/2 gramme.

Essence de citron.................... 1 gramme.

On fait macérer la poussière de mottes dans l'alcool pendant 24 heures, ensuite on mélange les essences avec le sous-carbonate de Magnésie, comme il a été dit, on les ajoute à l'alcool préalablement coupé avec de l'eau pour le réduire à 21 degrés, on agite bien le mélange, et pour terminer on prend un baril vide que l'on mêche avec du goudron brûlé sur de la paille, comme on mêche du vin au soufre (1). Si on opère sur une petite quantité on peut mêcher dans un flacon. Lorsque le baril est rempli de la fumée de goudron, on le débonde et on y entonne la liqueur, on referme le baril hermétiquement, puis on lui imprime un mouvement de rotation pour que la liqueur s'imprègne de la fumée, on filtre et on met en bouteille.

_____

(1) La méthode de soufrer les vins est connue de toutes les personnes qui gouvernent elles-mêmes leur cave, car chacun sait que par cette opération on s'oppose à la fermentation lente qui détériore toutes les boissons fermentées; il serait souvent utile de la faire subir à la bière et au cidre que l'on veut conserver, elle est peu dispendieuse et facile à exécuter, car il suffit de prendre un baril vide, d'y introduire par la bonde une mèche soufrée (comme on en vend de toutes préparées et parfumées), préalablement allumée: on la laisse ainsi suspendue à l'aide d'un fil de fer qui forme crochet, et elle continue de brûler dans le baril, qu'elle imprègne de la vapeur du soufre.

KIRCHENWASSER.

J'ai fort bien obtenu le kirchenwasser sans le secours de la distillation, et je me plais encore à donner ici le moyen que j'ai employé, parce qu'il prouvera qu'on peut fabriquer toutes les liqueurs par mon procédé. Il m'était loisible de prendre pour exemples des liqueurs qu'on peut obtenir plus facilement sans distillation, mais j'ai mieux aimé aborder les difficultés, et j'ai choisi pour mes formules les liqueurs qui, par leur nature, paraissent ne devoir être jamais confectionnées qu'à l'aide d'un alambic.

KIRCHENWASSER POUR 25 LITRES.

Alcool à 33 degrés. . . . . 19 litres.
Cerises de bois, sèches. . . . . 1 kilogramme.
Pruneaux. . . . . 500 grammes.
Amandes amères. . . . . 250 idem.
Feuilles de cerisier, une poignée.

On pilera les cerises, les pruneaux et les amandes amères, en y ajoutant du sous-carbonate de Magnésie en excès (1), d'autre part, on fera une infusion des feuilles de cerisier avec 6 litres d'eau bouillante, on ajoutera cette infusion encore très-chaude aux 19 litres d'alcool, ce qui le réduira à 20 degrés, on terminera par mélanger la pâte formée avec le sous-carbonate de Magnésie, et les ingrédiens qui y ont été mélangés ; on agitera et on filtrera. Ce kirchenwasser est plus agréable que celui obtenu par distillation.

---

(1) Voir la note de la page 18, pour le sens de l'expression *en excès*.

Comme mon intention n'est pas de faire un traité de l'Art du liquoriste, je termine ici les recettes de liqueurs. Je crois les avoir assez étendues pour faire comprendre qu'on peut appliquer ma nouvelle méthode à la composition de toutes les liqueurs.

Les personnes qui voudraient d'autres renseignemens sur cette partie, pourraient consulter mon Manuel du Distillateur dont j'ai parlé page 7; elles y trouveraient un assez grand nombre de recettes de liqueurs, et les principes de l'Art du liquoriste que je me suis appliqué à bien développer; quoique les recettes y soient formulées pour être exécutées à la manière ordinaire, il sera facile de les adapter à ma nouvelle méthode. Je vais donner un exemple de la marche à suivre en présentant en regard les deux formules.

FORMULE ORDINAIRE POUR EXTRAIT DE MENTHE.

Alcool à 20 degrés.	15 litres.
Sommités fraîches de menthe, poivrée; Idem idem crépue, } de chacune	3 livres.
Sommités fraîches de mélisse.	8 onces.
Tiges fraîches d'Angélique.	4 onces.
Anis vert . . . . Anis étoilé. . . . . } de chacune	3 onces.
Gérofle concassé.	4 gros.
Zestes de cédrats.	2 gros.

Laissez macérer le tout dans l'alcool pendant deux jours, ajoutez 4 litres d'eau, passez à travers un linge sans exprimer, et distillez pour obtenir 25 litres de produits, puis sucrez avec quantité suffisante de sirop.

EXTRAIT DE MENTHE, NOUVELLE FORMULE;

Alcool à 18 degrés. . . . . 25 litres.

Essence
- de menthe, poivrée, } de chacun 1/2 gros.
- idem fraîche, }
- de mélisse citronnée. . . . . 6 gouttes.
- d'Angélique. . . . . 3 gouttes.
- d'Anis, } de chacun 2 gouttes.
- de Badiane, }
- de Gérofle. . . . . 1 goutte.
- de Cédrat. . . . . 4 gouttes.

Faites un mélange de toutes ces essences, combinez-les avec le sous-carbonate de Magnésie, comme il a été dit; mettez le tout dans l'alcool, agitez, laissez reposer un quart d'heure, goûtez votre liqueur; si vous trouvez qu'elle n'est pas au point désiré, il vous sera facile d'ajouter telle ou telle essence qui ne dominerait pas assez; puis sucrez et filtrez.

Procédé des Provençaux pour obtenir le parfum de la Tubéreuse, de la Jonquille, du Jasmin, etc.

Ce procédé consiste comme nous l'avons dit à employer une huile grasse comme menstrue, puis on soumet les fleurs ainsi imprégnées d'huile à l'action de la presse; l'huile grasse se sature de l'huile essentielle contenue dans la fleur, et coule chargée de son parfum; ces huiles sont vendues dans le commerce sous la dénomination d'huiles parfumées, les parfumeurs en font un grand usage.

Le liquoriste peut aussi en tirer parti pour aromatiser ses produits, il lui suffira d'agiter ces huiles parfumées avec de l'alcool, ce dernier s'empare alors de l'huile essentielle, que contenait l'huile grasse, qui, étant insoluble dans l'alcool, vient nager à la surface privée d'odeur; on la sépare, et l'opération est terminée.

Observons ici qu'il est important que l'huile parfumée ne soit pas ancienne, car souvent l'huile grasse est rance, alors elle contient des acides végétaux, qui communiquent à l'alcool un mauvais goût qu'on trouve dans les liqueurs : c'est en quoi le procédé des provençaux est mauvais.

L'emploi du sous-carbonate de Magnésie comme nous l'avons indiqué pour traiter les fleurs d'oranger, lui est d'ailleurs préférable.

Quoiqu'il en soit, ce moyen de s'emparer du principe aromatique des plantes n'est pas à dédaigner; il est susceptible de grandes applications dans la fabrication des liqueurs sans distillation (1); il suffira d'employer de l'huile bien pure et de ne pas conserver ces préparations trop longtems, ce qui est facile; il ne faut pour cela que faire passer immédiatement le parfum de l'huile dans l'alcool, on aura alors des esprits parfumés qui se conserveront sans altération, pendant un laps de temps indéterminé.

---

(1) Il est d'autant plus agréable de se servir des huiles parfumées, qu'on les trouve toutes préparées dans le commerce, et qu'elles offrent l'avantage d'introduire dans les liqueurs, des parfums très-suaves qu'il serait impossible d'obtenir par la distillation. C'est sans doute faute de connaître l'usage de ces huiles, dont l'emploi n'est recommandé par aucun auteur, que les liquoristes ne font jamais entrer dans leurs produits une foule de parfums qui charmeraient l'odorat, tels que le réséda, le jasmin, la tubéreuse, la jonquille, etc.

Troisième moyen de s'emparer du principe aromatique des fleurs, des fruits et même des écorces, sans distillation.

Ce troisième moyen de s'emparer du parfum que l'on désire communiquer aux liqueurs, est d'autant plus précieux que dans beaucoup de cas il ne peut être remplacé; par exemple, si vous distillez des fraises avec de l'eau ou de l'alcool, vous n'obtenez pas le parfum du fruit soumis à la distillation (1).

Mais si, après avoir écrasé ces fraises avec un peu d'eau, on verse sur le magma du sirop de sucre clarifié et bouillant, on obtient un sirop très-chargé du parfum de la fraise. Il est inutile de dire qu'il faut couvrir le vase aussitôt le sirop versé sur les fraises, et le laisser froidir. Pour faire la liqueur connue sous le nom de crême de fraises, il suffira d'aromatiser de l'alcool avec le sirop parfumé.

----

(1) M.ʳ Lebeaud prétend dans son *Manuel du Distillateur*, page 167, qu'on obtiendra de l'esprit de fraise bien parfumé en distillant partie égale de fraises de bois et d'esprit de vin. Je ne sais si M.ʳ Boudet Guélaud, distillateur de Paris (à ce que dit M.ʳ Lebeaud), qui lui a donné d'utiles notions pour la confection des liqueurs, lui a indiqué pareille recette, mais j'ose affirmer qu'elle est inexacte, car on n'obtiendrait qu'un esprit peu parfumé et dont le parfum n'aurait pas la suavité de la fraise; l'infusion dans l'esprit serait préférable, et le parfum ne serait pas détruit par l'action du calorique; mais ce mode d'opération est encore imparfait, et les liqueurs faites par ce procédé ne conservent pas longtemps leur odeur, qui dans l'état primitif même est très-faible. La fraise paraît, comme certaines fleurs, contenir un arome si délicat, qu'il échappe aux procédés employés ordinairement pour le fixer.

Je regrette que le cadre de cette brochure ne me permette pas de relever toutes les erreurs contenues dans le Manuel de M.ʳ Lebeaud : je l'aurais essayé d'autant plus volontiers, que cet Ouvrage fait partie de la *Collection encyclopédique des sciences et des arts* (format in-18, édition de Roret), que le même auteur a augmentée du *Manuel du Vétérinaire*.

Cette Collection destinée à propager les lumières dans la classe ouvrière, et dont l'entreprise, comme le dit l'éditeur dans son Prospectus, est entièrement philantropique, devait être confiée à des hommes assez instruits dans les sciences pour arriver au but qu'on s'était proposé.

Tous les fruits pouvant être traités de la même manière, on voit de suite que la distillation ne peut atteindre à ces résultats et que c'est à tort qu'on lui avait assigné le premier rang dans l'Art du liquoriste, puisque les liqueurs les plus agréables sont celles à odeur de fruits, et qu'elle détériore ces odeurs, pour la plupart.

Les liqueurs à odeurs de fruits plaisent d'autant plus que leur parfum réveille en nous des sensations agréables, nous croyons savourer encore le fruit délicieux dont le parfum nous rappelle la suavité, nous jouissons de souvenirs ; c'est pour ainsi dire la mémoire du goût stimulée par l'odorat, et si le liquoriste a été assez expert pour compléter l'illusion, nous éprouvons une double satisfaction.

Lorsque les plantes ou les fleurs entrent seules dans la composition des liqueurs, l'odorat peut être flatté, mais nous n'éprouvons pas cette sensation agréable produite par l'espoir d'une nouvelle jouissance, parce qu'aucune réminiscence ne se rattache à ces odeurs.

Ces vérités physiologiques doivent guider le liquoriste dans ses compositions ; car plus il satisfera nos goûts, plus il sera certain de la vogue : nous ne saurions donc trop l'engager à ne pas négliger les moyens que nous mettons à sa disposition.

Si on traite les écorces de citron, d'orange et la canelle, le macis, les bois de Rhodes rapés, par le sirop bouillant, on obtient des sirops parfumés propres à la confection des liqueurs.

Quatrième moyen de s'emparer du parfum des plantes, des écorces, des baumes, des résines, etc., pour fabriquer les Liqueurs sans distillation.

———

Nous n'indiquons ici ce moyen que comme supplément à ceux dont on a vu la description, et pour terminer la série des procédés que le liquoriste peut mettre en usage; car l'article des teintures alcooliques, dont nous allons nous occuper, a été traité par tous les auteurs qui ont écrit sur l'art qui fait le sujet de cette brochure : ainsi on ne doit s'attendre à rien de nouveau dans ce chapitre , qui sera très-court.

———

DES TEINTURES ALCOOLIQUES.

———

On donne le nom de teintures aux macérations ou dissolutions de certaines substances dans l'esprit de vin à 33 degrés: si l'on met du Benjoin en poudre dans l'alcool, il sera bientôt dissous, et cette dissolution prendra le nom de teinture de Benjoin. De l'absinthe, mise en macération dans l'alcool, ne sera pas dissoute, mais elle lui abandonnera son huile essentielle, son principe colorant et résineux, alors on aura une teinture d'absinthe. On voit de suite en quoi les teintures diffèrent des esprits aromatiques distillés : ces derniers ne contiennent que les principes volatils qui se sont élevés en vapeurs pendant la distillation , et ont été entraînés dans le récipient; les teintures au contraire contiennent tous les principes solubles dans l'alcool.

Les teintures bien préparées sont beaucoup plus avantageuses au liquoriste que les esprits distillés, car non seulement elles ne font éprouver aucun changement au parfum et à la saveur des substances qu'elles tiennent en dissolution, mais encore elles s'emparent de l'arome de quelques substances qui n'en fournissent aucun à la distillation; en outre leur préparation est moins dispendieuse.

Nous conseillons donc au liquoriste d'avoir à sa disposition les teintures des substances aromatiques les plus en usage, il lui sera souvent aussi avantageux qu'agréable de les trouver au besoin, soit pour décider le goût d'une liqueur, soit pour remplacer telle essence qui lui manquera, ou tel sirop dont il n'a pas fait une assez ample provision.

DES ALCOOLATS.

Les alcoolats sont les produits qu'on obtient en distillant de l'alcool sur les fleurs, les graines, les écorces, les résines, les baumes, etc.

On les divise en deux classes, savoir, les alcoolats simples et les alcoolats composés; les alcoolats simples sont ainsi nommés, parce que l'alcool n'est chargé que d'une seule substance, l'esprit de rose, par exemple, est une alcoolat simple, tandis que l'Eau de Cologne, le vulnéraire, sont des alcoolats composés.

On conçoit déjà qu'il n'est pas difficile de faire à l'instant des alcoolats simples ou composés, les huiles essentielles étant solubles dans l'alcool en toutes proportions; cela est vrai quand l'alcool est à 33 degrés, mais comme on fait souvent des alcoolats à faible degré, il n'en sera pas de même; cependant on parviendra au but que l'on se propose en employant le sous carbonate de Magnésie, comme pour les eaux aromatiques.

Prenons pour exemple l'Eau de Cologne.

EAU DE COLOGNE.

Alcool à 30 degrés.			2 litres.
Essence {	de Citron, de Bergamotte, } de chaque		4 gros.
	de Cédrat.		2 gros.
	de Lavande.		1 gros.
	de Néroli.		18 grains.
	de Roses.		4 gouttes.

Si on veut faire de l'Eau de Cologne à 30 degrés, il suffira de mettre toutes ces substances dans l'alcool, de bien agiter le mélange et de filtrer; mais si l'on veut ne lui donner que 25 degrés, je conseille de mélanger les ingrédiens avec le sous - carbonate de Magnésie, d'en faire une pâte en ajoutant graduellement l'alcool, et de filtrer; sans cette précaution on éprouverait trop de difficultés à éclaircir la liqueur.

Je parlerais ici des Essences, des moyens de les obtenir, des falsifications qu'on leur fait subir dans le commerce, et des réactifs indispensables à un distillateur, si je n'avais traité ces articles dans mon Manuel déja cité, dont cette brochure forme pour ainsi dire le complément.

Ce volume de format in-18, annoncé dans le Journal de la Librairie, de 1825, sous le n.º 6786, n'a pourtant pas encore été mis en vente, et la cause en est dans des circonstances qui n'en arrêteront plus longtems la publication.

N'ayant pu revoir mon livre ni en suivre l'impression, il m'a été impossible d'y ajouter une notice importante sur le nouveau perfectionnement que

M.ʳ *Siemen* a introduit en Danemarck, pour la fabrication des *Eaux-de-vie* de pommes de terre; ce procédé dont le mérite est constaté par M.ʳˢ *Berzélius* et *Oersted*, professeurs de Chimie; offre pour résultat, un tiers en sus des produits (en Eaux-de-vie), obtenus par les moyens employés jusqu'alors.

Je profiterai donc de l'impression de cette brochure pour le faire connaître, bien qu'il ait déjà été inséré dans quelques ouvrages scientifiques.

Je joindrai aussi à cette notice la description d'un filtre pour désinfecter les Eaux-de-vie, ainsi que l'a récemment expliqué le *Dictionnaire technologique;* et l'emploi du chlorure de chaux pour perfectionner les Eaux-de-vie de grains et de pommes de terre.

CONCLUSION.

Nous n'avons pas développé la théorie de la fabrication des eaux aromatiques, et des liqueurs par le concours du sous-carbonate de Magnésie, pour ne pas entraver la marche de nos opérations; mais comme cette méthode toute nouvelle n'a jamais été présentée par personne (1), nos lecteurs ne seront sans doute pas fâchés d'en connaître la théorie, telle que nous l'admettons.

Il nous paraît que dans le mélange du sous-carbonate de Magnésie avec l'huile essentielle, une portion

---

(1) Nous disons par personne, car on ne saurait admettre que la dissolution du camphre dans l'eau, opérée par Fourcroy à l'aide du sous-carbonate de Magnésie, puisse équivaloir à la fabrication des eaux aromatiques et des liqueurs sans distillation; mais nous avouons qu'elle nous y a conduit, ainsi que dans les arts surtout on voit s'enchaîner mutuellement les idées, les découvertes et les perfectionnemens.

de l'acide carbonique du sous-carbonate se porte sur l'huile essentielle ; et s'y combine; que par cette combinaison, l'huile essentielle devient soluble dans l'eau, d'insoluble qu'elle était avant (1).

Cette théorie nous paraît d'autant plus fondée que si on fait passer du gaz carbonique dans l'eau, cette eau dissout les huiles essentielles.

Nous croyons en outre qu'une portion du sous-carbonate privé de son acide carbonique, par l'huile essentielle avec laquelle elle a été mise en contact, passe à l'état de Magnésie caustique, et devient plus soluble dans l'eau ; car il existe une assez grande quantité de Magnésie en dissolution dans les eaux aromatiques, préparées par ce moyen.

Ce fait nous a conduit à employer les réactifs suivans, pour reconnaître de suite si une eau aromatique a été fabriquée par le sous-carbonate de Magnésie, ou par la distillation.

1.° Faites dissoudre un peu de phosphate de soude dans de l'eau distillée, en ayant soin que la liqueur soit un peu concentrée, puis filtrez et versez de ce réactif dans la liqueur que vous voulez éprouver.

2.° Versez de l'ammoniaque liquide (*alcali volatil*) en excès dans la liqueur; une partie de l'ammoniaque s'empare de l'acide phosphorique du phosphate de soude, et la soude mise en liberté; se combine avec la Magnésie en dissolution et l'ammoniaque en excès, pour former un sel triple (*phosphate ammoniaco-magnésien*), qui trouble la liqueur et se précipite au fond du vase, sous la forme d'une poudre blanche. Cet effet n'a pas lieu en employant les mêmes réactifs sur une eau aromatique distillée.

---

(1) En avançant que les huiles essentielles sont insolubles dans l'eau, je n'ignore pas que si l'on agite une assez grande quantité d'essences dans une faible quantité d'eau, l'eau sera aromatisée, ce qui prouve qu'une petite portion d'essence est restée en dissolution. M.ᵣ Vauquelin a démontré ce fait; mais je dis qu'elles y sont si peu solubles, que cette propriété relative est presque nulle.

J'ai souvent employé ces réactifs pour reconnaître ceux des produits que j'avais livrés au commerce.

Je dis moi, car je crois être le seul qui ai fabriqué à Paris, pendant longtems, les eaux aromatiques par ce moyen; si depuis que j'ai abandonné cette partie quelques personnes s'en occupent, j'ose dire qu'elles me doivent la recette, soit directement soit indirectement; mais n'ayant indiqué à personne l'application de ce procédé aux liqueurs de table, j'ose affirmer qu'il n'y a de liqueurs préparées ainsi, dans le commerce, que quelques échantillons à l'aide desquels j'ai voulu consulter le goût du public, et me convaincre qu'il ne ferait aucune différence, entre les liqueurs préparées par ce moyen, et celles qui sont le produit de la distillation.

C'est après en avoir été bien convaincu que je me suis décidé à publier cette brochure, qui, j'ose l'espérer, sera accueillie avec autant de bienveillance, que je m'y suis proposé d'utilité.

FIN.

APPENDICE.

Notice sur le perfectionnement apporté par M.ᵣ SIEMEN
DE PYRMONT, à la fabrication des Eaux-de-vie de
pommes de terre.

M.ᵣ SIEMEN DE PYRMONT, inventeur de ce procédé important pour l'agriculture, a répété ses expériences en présence de M.ᵣ Berzélius.

Voici en quoi consiste ce qu'il y a de remarquable dans cette invention.

On fait cuire les pommes de terre à la vapeur dans un grand tonneau, ensuite elles sont pulvérisées par le mouvement d'une croix en fer qui se tourne dans l'appareil, au moyen d'une manivelle.

Lorsqu'elles sont ainsi réduites en fécule, on mêle à cette farine de l'eau chaude, puis un peu de potasse rendue caustique par la chaux, environ une livre pour trois ou quatre tonnes de pommes de terre.

Tout le mucilage qui dans les pommes de terre bouillies, reste ordinairement insoluble, se convertit alors en une sorte d'empois qui coule facilement à travers un crible, pratiqué dans l'appareil, où il ne reste que la pellicule de la pomme de terre.

Après avoir été refroidie le plus promptement possible, la pulpe est disposée à toutes les opérations chimiques, par conséquent à la fermentation.

On obtient une grande quantité de ferment, qui non-seulement peut servir aux fermentations suivantes, mais dont on peut vendre avec profit une partie considérable aux boulangers.

On a opéré à Copenhague sur 11 tonnes de pommes de terre et sur 24 lispunds de drèche.

(La tonne pèse 300 kilo. et le lispunds 7 kilo.).

Ce qui donne 3300 kilo. pommes de terre.

168 kilo. de drèche,

___

3468 kilo.

___

Le produit en Eau-de-vie a été d'un tiers en sus de ce que l'on peut obtenir par les procédé connus antérieurement.

___

Filtre pour ôter le mauvais goût aux Eaux-de-vie.

___

Cette filtration s'effectue par ascension, dans huit vases d'un pied de diamètre et de deux pieds de hauteur, cerclés en fer, et solidement assemblés, au-dessus du fond est placé un double fond percé de beaucoup de trous coniques, on y répand une couche de courte paille, d'environ un pouce d'épaisseur, après la paille une couche de petits cailloux de rivière de la grosseur d'un pois; on met ensuite de la braise de boulanger concassée et lavée, sur laquelle on étend une toile de chanvre d'un tissu serré, et pardessus une couche de sable de rivière bien lavé.

Toutes ces substances doivent remplir le seau jusqu'à deux pouces du bord supérieur; au-dessous de ce bord existe un tuyau de *trop plein* pour faire déverser le liquide dans le second seau, à l'aide d'un tuyau conducteur qui porte le liquide sous le double fond percé de trous.

Emploi du chlorure de chaux pour purifier les Eaux - de - vie.

M. Oersted, Professeur de Chimie en Danemarck, a proposé d'enlever le goût herbacé, qui est propre à l'eau-de-vie de pommes de terre, en faisant usage du chlorure de chaux, dans la proportion d'un quart d'once par 10 litres d'eau-de-vie. Il assure avoir rendu par ce moyen, cette eau-de-vie semblable à celle de vin.

Pour opérer on dissout le chlorure dans l'eau, on fait le mélange, on agite, on laisse reposer et on distille

Procédé pour obtenir les Huiles essentielles des Bois odorans, sans distillation, en prenant le Gayac pour exemple.

Faites infuser le Gayac rapé dans son équivalent, en poids, d'eau froide; mettez ensuite pendant un quart-d'heure sur un feu modéré, passez sur un tamis en toile métallique, en maintenant autant que possible la liqueur à la même température, versez le liquide dans un vase de verre à long col, et pardessus une couche d'huile grasse inodore; laissez le tout dans un lieu frais; au bout de trois à quatre jours vous apercevrez entre l'huile et l'eau, l'essence de Gayac qu'il suffira de séparer pour en faire usage.

FIN DE L'APPENDICE.

TABLE DES MATIÈRES.

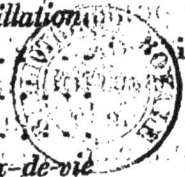

Fin de la Table.

Lille, Imprimerie de Martin-Muiron.

www.ingramcontent.com/pod-product-compliance
Lightning Source LLC
Chambersburg PA
CBHW060450210326
41520CB00015B/3893